Kaleidoskop

- Abschnitt 2 -

Oliver Lippert

Kaleidoskop

- Abschnitt 2 -

Oliver Lippert

Preis: 7,99€

Bibliografische Informationen der Deutschen Nationalbibliothek:

Die Deutsche Nationalbibliothek verzeichnet diese Publikation in der Deutschen Nationalbibliografie; detaillierte bibliografische Daten sind im Internet über http://dnb.d-nb.de abrufbar.

Über den Autor:

Oliver Lippert ist östlich vom Ruhrgebiet, im Kreis Soest, im Jahre 1978 geboren und lebte seitdem in verschiedenen Städten in Nordrhein-Westfalen. Aktuell in Unna.

Impressum

Bild von StockSnap auf Pixabay; Bearbeitung und Verfremdung von Oliver Lippert mit Gimp

Verlag:
Oliver Lippert
Dorotheenstraße 66c
59425 Unna
antishape@gmail.com

FB: https://www.facebook.com/oliverlippertofficial/
IG: https://www.instagram.com/oliver.lippert.offiziell/

Twitter: https://twitter.com/Oliver_Lippert

Druck: epubli - ein Service der neopubli GmbH, Berlin

Danksagung

Vielen Dank an die bisherigen Unterstützer:innen, Familie, Freund:innen. Sorry, an alle, die ich wieder vergessen habe. Danke für vieles.

Nehmt das hier nicht immer allzu ernst. Es fließt häufig auch Humor mit ein.

Inhaltsverzeichnis

Impressum....................iv

Danksagung....................1

Hostia....................4

Let's Shine....................5

Bild 1 - Cold....................6

Sprüche I....................7

du fehlst mir, ich fehle mir....................9

Bild 2 - Hand....................10

Shut up....................11

Change of course....................12

Bild 3 – Time to say goodbye....................13

Sprüche II....................14

Ansprache....................16

Bild 4 - Welcome....................18

Sprüche III....................19

Auferstehungsmänner....................21

Bild 5 - Wunder/Baum....................22

Sprüche IV....................23

Bild 6 - Funkenmarie – First Contact....................27

Gedankenpalast....................28

Nackt....................29

Music talks..30
Bild 7 – (Sc)H(m)erzloser Engel..........................31
Sprüche V..32
Bild 8 - Winterskälte..43
Where3x..44
Sprüche VI...45
Bild 9 – Dies irae...55
Bild 10 - Aussicht...56
Zitate..57
Zukunftsmusik..58
Kein Abspann..59
Der Geist...60
Der Gedanke...62
Echo..64
Blind unter Ratten..65
Kurze Hommage an die Musik..............................66

Hostia

Du wolltest niemals sein
was Andere wollten
der du sein sollst
knietest dich voll rein
bis die Steine rollten
machst, was du sollst.

Irgendwann - mit all dein Mut
knebelst du den Meister
fest mit dem Seil
spürst das Leben, fühlst dich gut
bist nun endlich dreister
wenig Sauerstoffanteil.

"Quod licet Iovi, non licet bovi"
stand über der Eingangstür
du zerkratzt es gerne
hörst noch einige Geräusche, sowie
ein Röcheln, kannst nichts dafür
Draußen - schaust in die Ferne.

Endlich frei, denkst du dir
letzte Atemzüge der Obrigkeit
nimmst Frische zum ersten Mal
wieder richtig wahr, nichts was mir
gehört, denkst du dir – Freiheit
In Gefangenschaft - Leben abnormal.

Let's Shine

We make ourselves shine in the nightsky. We are one of the brightest stars there besides our great friends we have and with whom we share the days & nights as stars. Let's shine.

Bild 1 - Cold

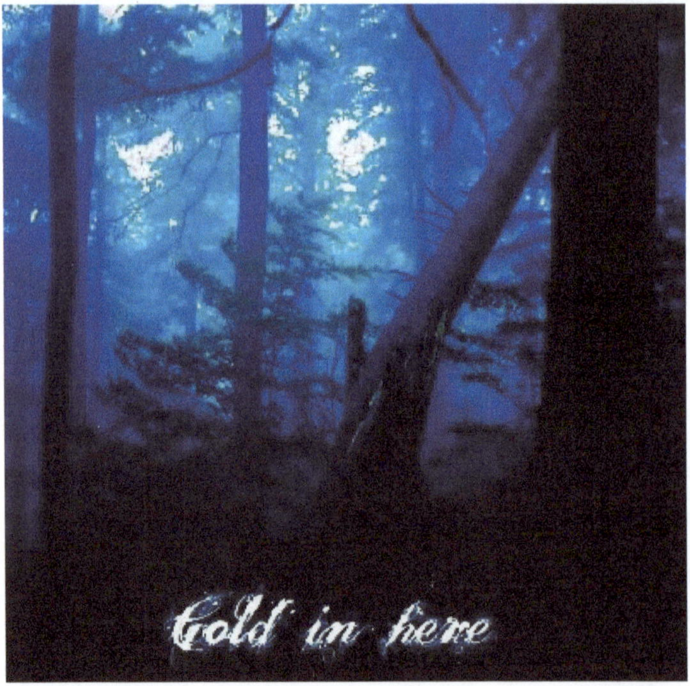

Sprüche I

Die beste Frau ist die, die jede Seite aus dem Buch lesen möchte und nicht nur das Happy End in jedem Satz sucht.

Die eigenen Wunden sind wie die Tore bei "Der Preis ist heiß". Manchmal findet man Schätze und manchmal den Zonk. Weise ist, wer in beiden etwas Positives sieht und den Lerngehalt zu schätzen weiß.

1. Gebot: Lebe dein Leben.

2. Gebot: Finde den Anker, der dich aufhält und löse dich von ihm.

3. Gebot: Verliere dein Selbst nie aus den Augen.

Sometimes a feeling is everything that remains. Sometimes, it's all you need.

du fehlst mir, ich fehle mir.

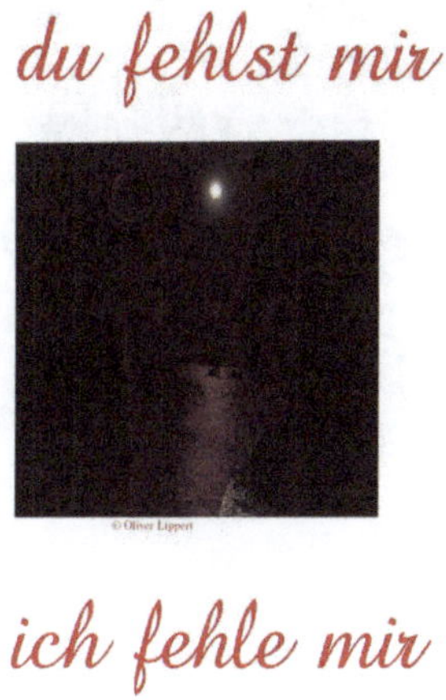

Das Design gibt es auch bei Spreadshirt auf einem beliebigen Kleidungsstück. Und andere.

https://www.spreadshirt.de/shop/user/odesign/

Auf der nächsten Seite gibt es das Design nochmal als reines Bild.

Bild 2 - Hand

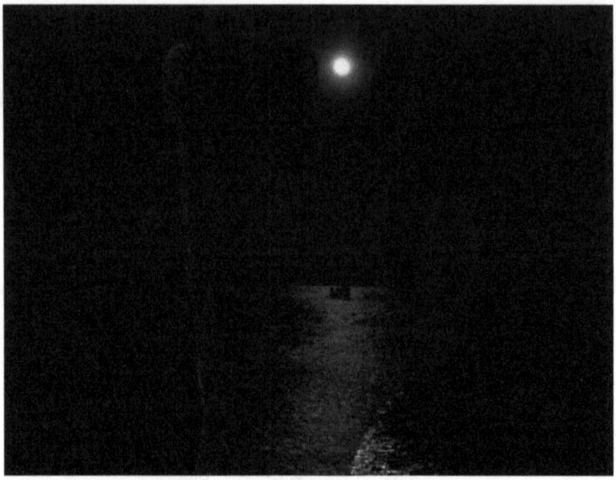

Shut up

never surrender, never give up
people wanna tell you what to do?
tell 'em: shut the fuck up.

Change of course

"I have always felt like being astray
like I have chosen the wrong way
while under the influence of someone's sway.
All until I latterly

I felt the might of something that might be
something friendly and kind, felt love so deeply.
I kissed goodbye my good ol' past
invented something new,

all without licking someone's arse
All you have to do
is look in the mirror,
your life's still a farce."

Bild 3 – Time to say goodbye

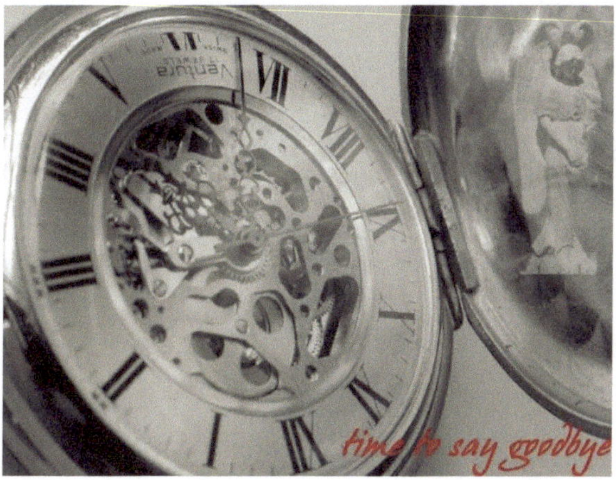

Sprüche II

Wenn man vom eigenen Hang zum Perfektionismus genervt ist, schaut man einfach auf das eigene unperfekte Leben, wie man dieses gemalt hat und dann weiß man, dass nicht alles immer 100 % sein muss.

I was just invited into a snakepit, not this direct 'coz the words were well suited and chosen. I felt like trapped in an ambush with people talking b-shit and getting money for it. Seems like they doesn't get any guilty conscience. They'll shoot you in the back while the last positive words and the goodbyes are still echoing through time and space. Was a freaky nightmare talking to smiling people while they lure you with sweet words into the trap. Like a bitchy honeypot-tactic used against worms and viruses by the IT. I wasn't the type of guy feeling like bait at all but this time was quiet different.

Der Unterschied zwischen Belanglosigkeit und Freundschaft / Empathie (...) ist nicht die Frage nach dem Wohlbefinden (Wie geht es dir?), sondern das Zuhören, wenn die Antwort folgt.

Ich kann total gut Mitmenschen umgehen.

Ansprache

Wenn ich so zurück denke, kommt es mir so vor als wären Hörspiele wie "Die Schatzinsel", "TKKG", "Die 3 ?" auf mein Leben abgefärbt. Jeden Tag neue Abenteuer, eine Prise Romantik, viele Wahnsinnige und Vollspacken plus mein elitärer Freundeskreis, dem ich gar nicht sagen kann, wie sehr ich jedes noch so kleine Gespräch zu schätzen weiß. Egal, ob online oder offline. Ich hoffe, die wissen es einfach - egal, wie schräg ich manchmal drauf bin. Manchmal muss man vergeben um zueinander zu finden. Das Leben ist eh nur eine Reihe von Dominosteinen die umfallen. Je nach dem wohin wir uns lehnen, schlagen wir neue Wege ein. Möge man meine Eigenarten schätzen und meine komischen Verhaltensweisen vergeben.

If think back, it seems that radio plays like "Treasure Island", "TKKG", "Three Investigators" have influenced my life. Each day is a new adventure, a pinch of romance, many lunatics and idiots plus my elite clique, that I couldn't tell how much I appreciate every talk - doesn't matter if on- or offline, no matter if short or long. I still hope they knew / know it, no matter how weird I am acting. Sometimes you need to forgive to find someone. Life is only a row of dominos that fall, we decide which way we go by leaning in the direction we feel is better. May people like my quirks and forgive my weird behaviour.

---2013 speech for my friends---

-------thanks for everything------

--------Stay true to yourself-----

Bild 4 - Welcome

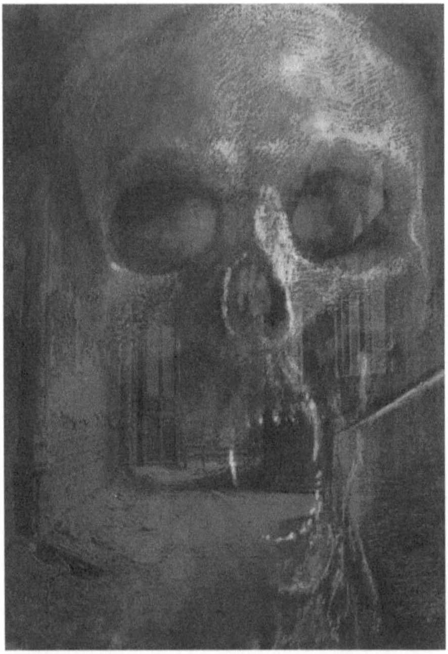

Sprüche III

Unfreiwillige Abstinenz von Liebe aus Rücksicht auf die Frau und wegen Unwissenheit, wie viel zu viel ist. Zu viel zumuten, wann läuft das Fass über und wie viel Verständnis kann man einfordern / sich wünschen? Ich hoffe, ich finde eine Antwort in naher Zukunft. Gibt ein paar Zutaten, die in meinem Leben fehlen.

Die erste richtige Freundschaft, die, die ein ganzes Leben lang hält, ist der Maßstab aller nachfolgenden Freundschaften.

Seltsam guter Tag. Verwirrende Gefühlswelt. Eine Prise Positives trifft auf eine Lawine voll negativer Dinge und lässt mich alles für Momente vergessen.

Auferstehungsmänner

Gerade ein Wort gefunden, dessen Bedeutung genau so unheilvoll ist, wie das Wort als solches: Auferstehungsmänner. Was ein genialer Buchtitel wäre.

Bild 5 - Wunder/Baum

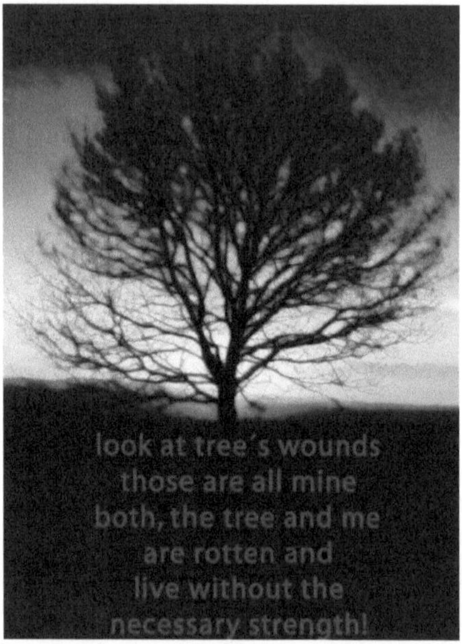
look at tree´s wounds
those are all mine
both, the tree and me
are rotten and
live without the
necessary strength!

Sprüche IV

I've been traveling for so long, looking for something not so wrong. Love the way of our twisted tongues, back then I never thought about rights & wrongs. --- Anyone else recognize the feeling?

Leben ist zeichnen ohne Radiergummi.

"Today, there was a victim in a dissent, but two were rescued and savely brought home. While recovering from the shocking moments, investigators found evidence of psychological crudities from the victim. No further leads were revealed for the press although they (the investigators) absolve the former suspect of all accusses."

What happens next is nothing destiny decides, it's you making the step you need and want.

I can't show it every time, but now and then. I am glad you are one of my friends. Thanks. Really appreciated. To my deceased loved ones, still miss ya all. I'll honour every memory of you every second, I'll promise.

Verschwende nicht deine Zeit, jede Sekunde ist ein Unikat. Genieße das Leben, der Tod kommt schnell. Stell dich in einem durchschnittlichen Wagen vor während der Tod das immer neuste Modell eines Sportautos fährt. Er kommt mit jeder Sekunde näher die vergeht. Und dann bist du es, der vergeht. Was bleibt ist die Erinnerung an dich und die liegt in deiner Hand.

Don't waste time, each second's unique. Enjoy life, death's fast. Imagine you drive an average car and death's driving a sportscar (newest model of course). He comes closer with every second fading away. And then you'll be the one who fades away. What remains are the memories about you and which one it will be, is your decision.

Man sagt mir nach, ich könne mich gut ausdrücken. Doch, wenn es um Erklärungen geht, warum etwas falsch, total daneben, mehr als nur kränkend, (stellenweise) beleidigend, wenig empathisch, über einfache Kritik und Missfallen hinaus (... etc.) war, fehlen mir die Worte. Ich habe Angst, das meine Worte ebenfalls eine Blutspur hinterlassen, wie es bei mir passierte. Ich habe Angst, ich stoße andere Personen ebenfalls in ein schwarzes Loch, weil ich weiß, wie einfach das geht. Ich habe Angst, das ich Persönlichkeiten kaputt mache, weil niemand da ist, der einem helfen kann. Ich habe Angst, das Persönlichkeiten eingehen, wie Blumen ohne Wasser. Ich fühle mich sowieso schon wegen viel zu vieler Sachen schuldig, das wäre nur schwer zu ertragen.

Bild 6 - Funkenmarie – First Contact

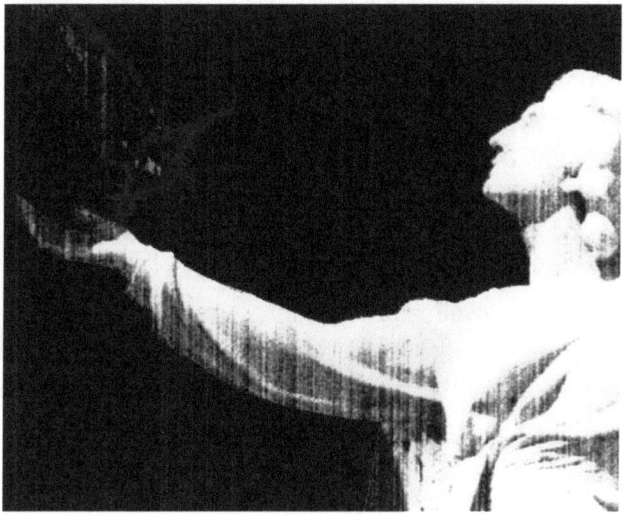

Gedankenpalast

Für meinen Gedankenpalast bräuchte ich mal einen Passepatout. Hab den aber wahrscheinlich irgendwann verschluckt, vergraben und nun nicht mehr auffindbar. Müsste ausmisten, Müll raus, Neues, sich lohnendes rein. Oder einfach mal schauen was de facto noch nutzbar ist. Manche Erinnerung verhalten sich in ihrem Wert auch deflationär. Mit dem Generalschlüssel würde ich mir eine Chapada erschaffen und auf mein Gedankenuniversum hinabschauen. Sehen, wie sich manches nebulös wandelt im Angesicht neuer Erinnerung, sehen wie Verbindungen entstehen und andere gekappt werden. Wahrnehmen was sich von bichrom in farbig verwandelt. Ab und an mal ein heftiges "basta!" rufen, sich sicher sein, dass ich eher Bibliophage bin wie zwanghafter Menschenfreund. Ab und an aus meiner Bastion gehen und sehen, was Draußen so geht. Wenn sonst nichts geht, dann tu ich das einfach. Spaziergang durch meinen Gedankenpalast. Für meine Freunde habe ich immer eine Beau Geste über.

Nackt

Du denkst, du hast die Frau nackt gesehen nur weil sie die Klamotten ausgezogen hat? Erzähl mir von ihren Träumen. Erzähl mir, was ihr Herz bricht. Wobei ist sie leidenschaftlich, was bringt sie zum Weinen? Erzähl mir von ihrer Kindheit, oder besser noch, erzähl mir eine Geschichte von ihr, wo du nicht drin vorkommst. Du hast ihre Haut gesehen und ihren Körper berührt. Aber du weißt genau so viel über sie, wie über das Buch, das du einst gefunden aber nie geöffnet hast.

Music talks

Musik spricht mit mir. Was stärkere Gefühle angeht, so kann ich mich eher auf Musik verlassen, wie auf Menschen. Zu oft enttäuscht. Und es hört leider auch nicht auf, befürchte ich. Es gibt kein "genug". Da geht immer noch mehr. Und andere Menschen, die mich finden. Die werden es schwer haben, mich zu knacken. Sie geben wahrscheinlich vorher auf. Oder ich werde von ihnen enttäuscht. Sie haben wahrscheinlich keine Ahnung, was ich bereit bin für sie zu tun. Und ich schreibe weiter Gedichte und Kurzgeschichten. Gestern ein Lob zu einer Kurzgeschichte bekommen, die schon über zehn Jahre online steht. Und ich habe einen kurzen Vierzeiler ("Gedichte") online gestellt. Und auch da bekam ich aus der Community direkt einen positiven Kommentar. Manchmal kann ich ja doch etwas.

Bild 7 – (Sc)H(m)erzloser Engel

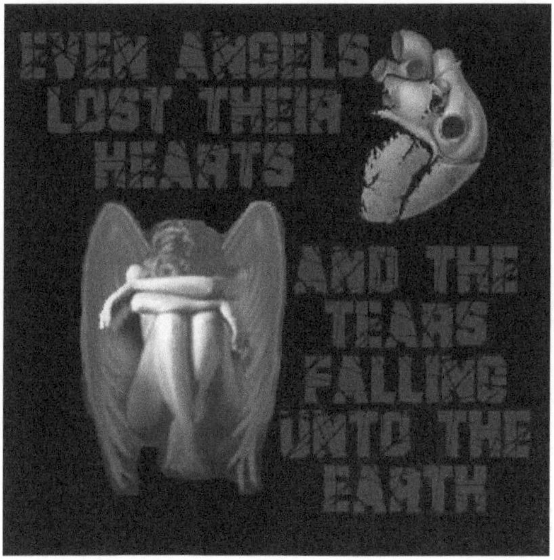
EVEN ANGELS
LOST THEIR
HEARTS
AND THE
TEARS
FALLING
UNTO THE
EARTH

Sprüche V

Everything has the seed of its counterpart.

Sei ein Gefäß, das sich mit Wissen füllen lässt und das bereit dazu ist Wissen aufzunehmen. Sei deinem Kind die Gießkanne, das Wissen weiter gibt.

Sei dabei abwechslungsreich und zeige deinem Kind, was es alles gibt. Gib ihm Optionen damit es eigene Interessen entwickeln kann.

Once upon a time there was a candle enlightning the rooms in a tomb. By the time a bunch of people stopped it from burning and all rooms were pitchblack. Albeit mysteries say some may have seen a mysterious mellow gleaming during nightly hours. Later thereupon a simple man fought all the creatures that crossed his path and solved all the secretly hidden mysteries. Once there, he again lit the candle and since then it's burning.

Error 404: Sun not found.

A little learning is a dangerous thing.

Wer zu viel fernsieht, verliert den Weitblick.

Wenn man fingerlose Handschuhe kaufen möchte, kann man dann bei der Verkäuferin fragen, wie viel das Oxymoron kostet?

Lass dich nicht gehen, geh selbst.

Wenn manche Leute wüssten, wie sehr mir Dinge leidtun, würden die nicht mehr sauer auf mich sein. Die wüssten dann, der macht sich selber schon genug Vorwürfe, das reicht für zehn Menschen. Ne, immer noch schön drauf- und hinterher treten.

Living between two worlds, two cities, departure and arrival, sorted and chaotic, kindness and rudeness - but I am living. And what do you do?

Es birgt eine gewisse Ironie in sich, das Sozialphobie im Englischen "Social Anxiety Disorder" heißt und mit "SAD" (dem englischen Wort für traurig) abgekürzt wird.

I don't have a "type". If I like you, I like you. And if I do, you're special. Because I hate everyone.

Ich habe keinen bestimmten Typ. Wenn ich dich mag, mag ich dich. Und wenn dem so ist, dann bist du was Besonderes, weil ich alle anderen hasse.

I am no fake, I am real.

Every step we take is a free lesson to learn. It's mostly about checking our boundaries and if we are open for another possibility / solution that was made available due to this step. Always be aware and re-check as often as you can.

Eu vivo em meus sonhos em uma sala de âmbar, fora tudo o que perece e desintegra.

When one has dealt with pain and anger all throughout youth, the happiness in adulthood is a welcomed change. But fear is still waiting for the next collapse in life.

People who experience bad things in life are dangerous. they know how to play the game called life. Don't mess with them, some day they'll stand behind you and whisper: "game over". And then go away leaving you with these words in mind.

I try to not look back in anger, but I can't help I do so with clen-ched fists.

sometimes you've to jump aside when a storm comes your way ab-eilt you could stay, enjoy and learn of the hard experience. make your decisions carefully.

If you feel like being in a dead end street, try other options or ask people what they do in difficult situations. Copy that, then try to find a way to adopt it for your specific situation and then apply. If nothing happens, change it a bit, mix the new option with older ones, check if something feels better than before. If it feels better follow that path.

I visited places long forgotten and you may not visit in your whole life. I experienced things that you haven't experienced yet. Unless you have similar experience you won't understand me a bit nor can you mess or cope with me in any way. I am sick of damn lies coming from ya mouth as fluently as shit comes out of a people's ass with diarrhoe. Poor people with poor lives.

a secret once I was, you're the One who solved the riddle. without magic just with a genuine touch from heart to heart. you opened me up like the pandora's box and it all flowed into you. by then you knew me very well. you drank the knowledge like bees drank the nectar, like there's nothing else you need more than this. but still you're not real.

Möge die Musik mit mir sein, auf ewig und immer mein.

Bild 8 - Winterskälte

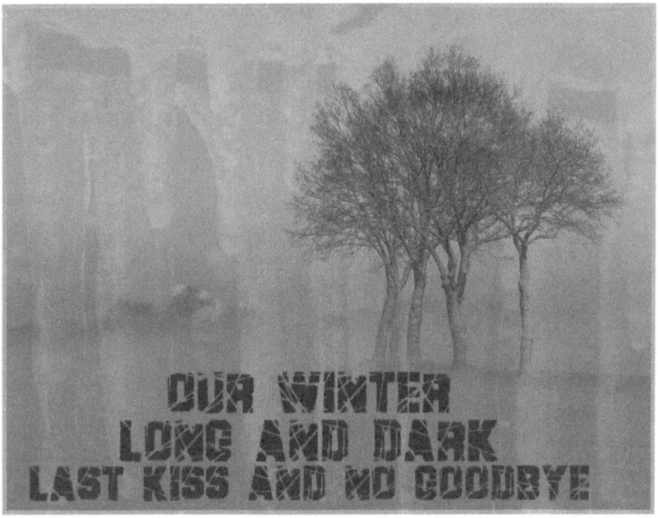
OUR WINTER
LONG AND DARK
LAST KISS AND NO GOODBYE

Where3x

~where are you,

I'd like to find you,

hold you,

and don't want you

to vanish without trace~

~dónde está,

me tu gustaría encontrar,

sujetas,

y no te quieres

desaparecer sin pista~

~onde estás,

me te estaria encontrar

seguras,

e não te queres

desaparecer sem pista~

Sprüche VI

A wise man once said nothing.

Celebrate Neuroplastizität, yo!

Do it yourself, fuck your/self.

I promised once and I'll keep

it's all for you.

Ist Zynismus, Sarkasmus und Ironie jeweils eher ein Soft- oder ein Hard-Skill? Und wenn man das geklärt ist: Für die Bewerbung eher (un)geeignet?

"ein dunkler schatten fällt in dein gesicht, siehst du den todesboten nicht?"

Ohne Fahrrad herrscht in den besten Familien Radlosigkeit.

victory is ensured to those who are able to draw strength from every harsh lesson life has to offer.

another step’s done, next step a/head.

The mirror is a good friend. He shows everyone who's in need of it some own reflections. Some cruel, most, some nice - unfortunately less. Anyway, if people aren't able to use their own ability to reflect what they did, some day a moment like fist shows them what they need to know. Most people will get their neck broken only the strong will move forward - and- surprise, surprise - most of them aren't strong even they think they're. Believing their own lies is easier instead of showing themselves what they did was wrong. Means: everyone gets what they deserve and this makes me happy.

most people are misguided, running around without any kind of guiding light. suffering from running around on paths they don't know instead choosing those who are known. sometimes the easiest way isn't the best to choose, but, on the other hand, sometimes it is. choose your way carefully.

"Jeder ist seines eignen Glückes Schmied." -> aber was, wenn das Material nicht den Anforderungen genügt, um "Glück" als Resultat zu erhalten? Fragen über Fragen... und keine Antwort…

Wie schafft man es zum "Wabi-Sabi"? Naja, ich bin schon mal froh, das bei mir kein Tsundoku aufkommt. An meiner Waldeinsamkeit und meinem Fernweh muss ich hingegen noch arbeiten.

Brenne Brücken ab und reiße Häuser ein, baue immer neue hin. Will dorthin nicht mehr zurück, weil ich in der nächsten Sekunden schon wieder anders bin.

I might catch up with you or did already but you won't dare to do the same.

Take a look into the mirror, the image of whom you'll see, is the one to blame.

You're using simple fuel, but I am using envy and other things to drive me further and push my own boundaries, something you can't do anymore. You're talking to people with arrogance but at the same time you trying to hide your real self. People will believe you but will surely wake up by something they already knew but didn't realize in the instance. That's the moment when they let you know you're fuck*d. Everything you do, will come to back to you with tripled impact.

creating future. reality creation. it is its own art. and i am the one who is painting the whole picture. my future, my will.

Introversion macht nicht schüchtern, das macht die Schüchternheit. Schüchternheit und Introversion verursacht keine "Symptome" einer Sozialphobie. Depression macht nicht zwingend traurig, dafür reicht schon Empathie und / oder Hochsensibilität. Aber alles miteinander feuert sich gegenseitig an. Know the difference.

Kann man sich auseinandersetzen, wenn man sich zusammensetzt?

Liebe, lebe, lache, weine, hasse, träume, ... - scheiß auf Geld, das bringt dich weder als Mensch, noch charakterlich und auch sonst selten weiter als bis zur nächsten Verkaufstheke, wo dir wieder etwas angedreht wird.

Never let people know when you're at home and not happy. That's when the foes think they're invited.

Was mache ich wenn die Geister, die ich rief, die sind, die ich nicht gerufen habe?

Bild 9 – Dies irae

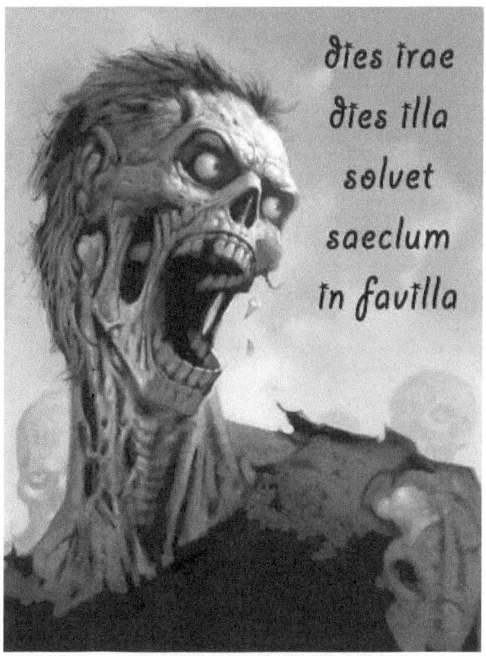

Bild 10 - Aussicht

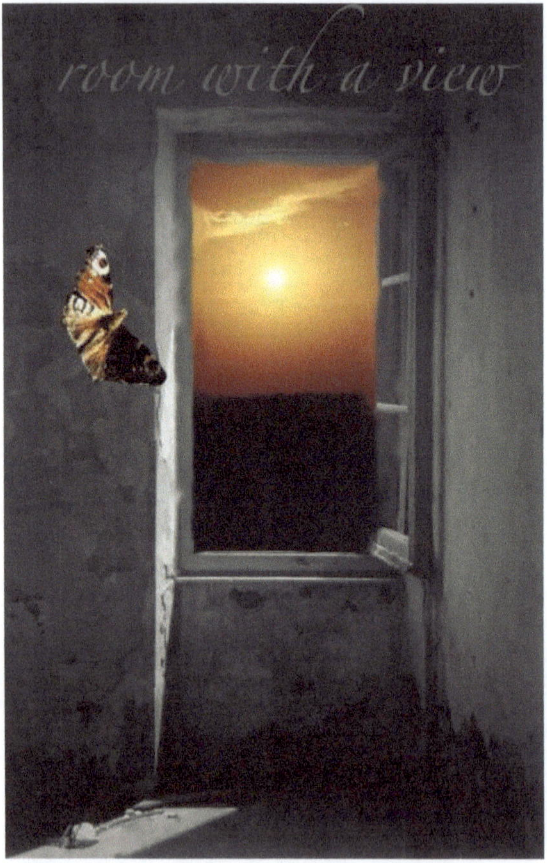

Zitate

“I think the saddest people always try their hardest to make people happy because they know what it’s like to feel absolutely worthless and they don’t want anyone else to feel like that.”

—Robin Williams

"Wer sich einmal dazu gebracht, alle die Absurditäten, die die religiösen Lehren ihm zutragen, ohne Kritik hinzunehmen, dessen Denkschwäche braucht uns nicht arg zu wundern."

—Siegmund Freud

“I'm selfish, impatient and a little insecure. I make mistakes, I am out of control and at times hard to handle. But if you can't handle me at my worst, then you sure as hell don't deserve me at my best.”

—Marilyn Monroe

Zukunftsmusik

Nachfolgend folgen zwei bisher unveröffentlichte Texte und der Hinweis, dass es schon einen ersten Band gibt: Kaleidoskop – Abschnitt 1 -

Dieser enthält Gedichte, Lyrik, Prosa.

Außerdem ist der erste Band am 11. Oktober 2020 als eBook (ISBN: 978-3-7529-1684-3) und Taschenbuch (ISBN: 978-3-7529-2713-9) erschienen.

Kein Abspann

Kein Mensch hat die unschöne Wahrheit gerne. Das kennen die meisten nur allzu gut, befürchte ich. Ich jedenfalls tue dies und musste schon früh den Realismus am eigenen Leib spüren. Nicht unbedingt etwas Schlechtes, aber nicht gerade etwas, wo ich - wie in einigen Fällen - jubelnd und grinsend darauf zu gerannt wäre, wenn ich ehrlich bin. Aber dafür war ich auch noch zu jung. Wenn ich mir jetzt einige Leute ansehe, ich glaube, dass viele auf schlechte Dinge einfach nicht gut zurechtkommen. Gut, wer macht das schon gerne, ich hänge mich da auch nicht unbedingt hinterher. Aber Scheuklappen runterzulassen und alles an Input von Außen aussperren ist auch keine so gute Lösung.

Viele Leute kennen Fotos, wo einem Menschen die Augen, die Ohren und den Mund zugehalten werden. So stelle ich mir solche Leute vor. Nur dass die Hände nicht sichtbar sind für Außenstehende, sondern psychische Barrieren sind, die "schlechtes" direkt in den "Papierkorb" werfen und einige Male mit Binärcode überschreiben, sodass absolut nichts mehr davon übrig bleibt.

"Dies ist die Realität, hier gibt es keinen Abspann!"

Der Geist

Ich saß ,wieder einmal, alleine in einer Bar, abseits von den Menschen, die ich doch so verachte, aber wahrscheinlich bin ich nur in meiner Einbildung besser als sie. Ich trank nicht, ich verschlang den Inhalt der Gläser regelrecht, die sie mir hinstellten. Goss alles in mich rein. Wie Desinfektionsmittel zur Abtötung von Ungewolltem. Um vielleicht genau das zu tun. Etwas abzutöten, das mir nicht gefällt an mir. In mir. An dieser Welt. An dir. An ihr. An allem.

In Gedanken versunken, bemerkte ich erst nach einiger Zeit, dass mich jemand ansah. Es war die Frau. Die einzige hier unter Männern. Oder soll ich eher menschlichen Wracks sagen? Menschlichem Müll, der darauf wartet, dass das Fließband sich vorwärts bewegt oder noch zu gut für den Müll ist und hier erst noch bis auf den letzten Rest aufgebraucht werden will / muss?

Sie sieht nicht unattraktiv aus; warum diese Dame von Welt allerdings genau mich anblickt, ist mir schleierhaft. Ich und meine "Ist-mir-egal"-Attitüde. Schlanke, lange Beine in Stiefeln die ein wenig bis über ihre Knie hinausreichen. Ein netter Mini dazu, ein elegantes Oberteil und dezent-aufgetragene Schminke machen sie erst richtig reizvoll. Die weiblichen Kurven sind wie sie sich zahlreiche Männer vorstellen und doch fiel mir die Frau erst jetzt auf. Schon seltsam.

Es dauerte auch nicht lange, da waren wir in ein Gespräch verwickelt. Unwirkliches Gerede über Nichtssagendes. Irgendwann saßen wir in ihrem Auto, denn wie sich herausstellte war sie nüchtern. Im Gegensatz zu mir. Ich weiß nicht, ob sie es bemerkt hatte und es sich nur nicht anmerken ließ. Ich beobachtete sie aus den Augenwinkeln, ihre attraktiven Beine und auch den restlichen Körper.

Ich glaube nicht, dass sie sich ihrer Macht über mich wirklich bewusst war zu diesem Zeitpunkt, aber ich war Wachs in ihren Händen. Sie hätte mich nehmen können, mich neu formen, dachte ich, als ich später wieder alleine in meinem Zimmer saß. Sie hätte alles mit mir machen können, was sie wollte. Aber sie hatte nichts gemerkt. Sie hatte so vieles nicht gemerkt.

Auch dieser Moment verging und ich saß schneller wieder alleine zu Hause als mir lieb war.

Der Gedanke

Todd, wartend in seinem Zimmer. Mit nur einem Fenster, das in den Innenhof, zum Park hin, ihm einen Ausblick schafft, den er sich nun gönnt, nachdem sein Werk nun endlich verrichtet ist. Nein, er hat niemandem etwas getan, er würde, selbst wenn er könnte, niemandem etwas tun. Er könnte niemanden verletzen, egal, ob Mensch oder Tier, obwohl es das Tier Mensch war, welches ihn in diesen Raum verfrachtet hat. Aber er hat sich geschworen seine letzten geordneten Gedanken für die Nachwelt an die Wand seines Zimmers zu schreiben. Mit seinem eigenen Blut. Es tat nicht so weh wie er gedacht hat, aber selbst wenn er leiden würde für dieses Ereignis, allein das Ergebnis würde ihm mehr als Genugtuung verschaffen.

Er hat es tatsächlich geschafft eine Person zu kontaktieren, die für ein größeres Nachrichtenmedium tätig ist. Sie wird als Erste hier sein, versprach aber, dass sie dafür sorgen wird, dass alle Medien davon erfahren. Natürlich wird sie das tun, sie wird vermitteln und einen gescheiten Preis dafür rausschlagen, wie Menschen eben so sind. Er betrachtet nochmals sein Werk, bekommt ein sanftes Lächeln zustande, das seine Lippen umspielt, und lässt dem Blutstrom seinen Lauf, während die letzten Sonnenstrahlen auf seine Tränen treffen.

Seine Botschaft, die später in den Nachrichten erschien:

"Stetiges Warten während der unbewohnte Körper in der Einsamkeit sich selbst zerstört, vereinsamt in der Monotonie der Wüste namens Großstadt. Völlig bedeutungslos, völlig belanglos, völlig banal und viel zu Nahe an dem guten alten Bekannten, der den Namen Tod trägt. Niemand kann wirklich den wahren Sinn des Lebens erkennen, vielleicht weil es keinen gibt, vielleicht weil man ihn auch jeder für sich selbst finden muss.

Des Menschens wahre Größe kommt dann zum Vorschein, wenn Mensch Gefühle zeigt, eben Mensch ist. Aktuell ist es meist, bedauerlicherweise, der Fall, dass der Mensch dazu tendiert eher den Basiliskenblick aufzusetzen und so an die Mitmenschen heranzutreten. Allein ein solches Auftreten sollte sich der Mensch im Allgemeinen abgewöhnen, aber sich etwas abzugewöhnen ist für jeden grundsätzlich immer schwer, es fehlt bei den meisten durchweg an Disziplin.

Weitere Mängel (Ja, genau, Plural (dt. Duden: lat. Mehrzahl) sind bei den Menschen natürlich nicht ausgeschlossen."

Aus Band 1 nun Gedichte:

Echo

Die Augen geschlossen – Dunkelheit,
allumfassend macht sie sich breit.
fühle deine Nähe doch du bist nicht da,
vernehme deine Stimme. Sie ist klar.

Wie ein Echo kommst du wieder und wieder,
deine Nähe zu fühlen, die Stimme zu vernehmen,
stößt in mir auf - so bitter, so bitter - ich zitter,
Ein einziger Wunsch: Meine Gedanken zähmen.

Ich vergehe ohne Dich, verzehre mich nach Dir
Deine Nähe, deine Stimme, Du bist mein Begier.
Nichts in mir, nichts ohne Dich - Hier ist Ödland,
So wie Du gingst, so auch alles in mir schwand.

Wie ein Echo kommst du wieder und wieder,
ich stehe und es zwingt mich hernieder.
Mir fehlt die Kraft, ohne dich werd' ich vergehen,
Alle Gedanken hier, was gibt es zu verstehen?

Fern von mir ist irgendwo im Nirgendwo,
warum bist Du so schön, so Sucht entfachend?
Wie kannst Du nur so sein, wie Du so
schön. Möchte Dich halten, für immer - lachend.

Blind unter Ratten

Eine Frau wie Sie habe ich noch nie geliebt,
doch ich bin der, den Sie nicht sieht,
derweil ist Sie alleine unter Ratten,
und ich bin nur ein Schatten.

Kurze Hommage an die Musik

Die Augen geschlossen,
die Musik genießend,
Millionen Tränen vergossen,
aus der Seele sprießend.

Wie auf Schwingen,
harre ich auf den Noten,
weg von den Dingen,
welche nur Trauer boten.

Gänsehaut macht sich breit,
vor mir ein Tränenmeer,
schnell verging die Zeit,
ich - nicht mehr tränenschwer.

ISBN 978-3-7531-4975-2
www.epubli.de